BEI GRIN MACHT SICH IHR WISSEN BEZAHLT

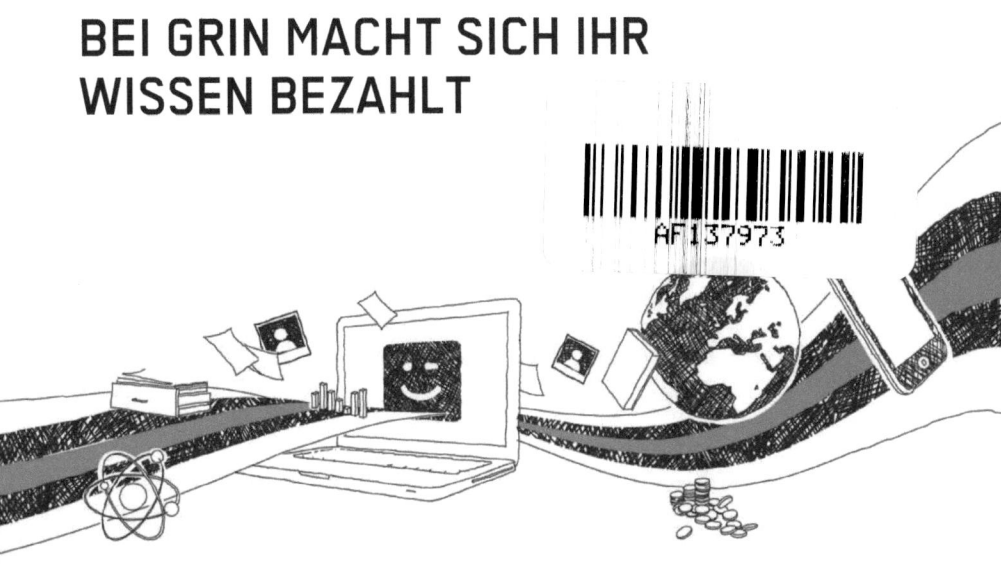

Prävention von schädlichem Substanzgebrauch bei Jugendlichen. Gesundheitspsychologie

GRIN ☺

Bibliografische Information der Deutschen Nationalbibliothek:

Die Deutsche Nationalbibliothek verzeichnet diese Publikation in der Deutschen Nationalbibliografie; detaillierte bibliografische Daten sind im Internet über http://dnb.d-nb.de abrufbar.

ISBN: 9783389043844
Dieses Buch ist auch als E-Book erhältlich.

© GRIN Publishing GmbH
Trappentreustraße 1
80339 München

Druck und Bindung: Books on Demand GmbH, Norderstedt Germany
Gedruckt auf säurefreiem Papier aus verantwortungsvollen Quellen

Das vorliegende Werk wurde sorgfältig erarbeitet. Dennoch übernehmen Autoren und Verlag für die Richtigkeit von Angaben, Hinweisen, Links und Ratschlägen sowie eventuelle Druckfehler keine Haftung.

Das Buch bei GRIN: https://www.grin.com/document/1485968

Inhaltsverzeichnis

1. Einleitung

In dieser Hausarbeit beschäftigen wir uns mit dem wichtigen Thema der Prävention von schädlichem Substanzgebrauch bei Jugendlichen. Die Bedeutung dieses Themas liegt auf der Hand, da die Folgen für die Gesundheit und das Wohlbefinden der Jugendlichen langfristig verheerend sein können. Um diesem Trend entgegenzuwirken, sind Maßnahmen zur Prävention von großer Bedeutung. In dieser Arbeit werden drei schulische Programme zur Prävention von schädlichem Substanzgebrauch bei Jugendlichen vorgestellt. Zudem werden sie hinsichtlich ihrer theoretischen Fundierung, Wirksamkeit und Praktikabilität verglichen und kritisch beleuchtet. Dabei werden nicht nur die Konzeptionen der Programme untersucht, sondern auch die theoretischen Hintergründe und die Wirksamkeit der Programme mithilfe von empirischen Studien beleuchtet. Hierbei werden die Methoden, Stichproben, Kriterien und Zeiträume, die für die Überprüfung der Wirksamkeit verwendet wurden, eine wichtige Rolle spielen. Am Ende der Arbeit werden wir die Programme hinsichtlich ihrer Empfehlungswürdigkeit bewerten und ein Fazit ziehen. Diese Arbeit soll einen umfassenden Überblick über die aktuellen schulischen Programme zur Prävention von schädlichem Substanzgebrauch bei Jugendlichen schaffen und interessante Einblicke ermöglichen.

2. Begriffsdefinition: Prävention

Prävention bezeichnet gezielte Maßnahmen, die darauf abzielen, die Krankheits-last in der Bevölkerung zu reduzieren. Es umfasst alle Aktivitäten, die dazu bei-tragen, Erkrankungen zu vermeiden, zu verzögern oder weniger wahrscheinlich zu machen. Präventionsansätze unterscheiden sich je nach Zeitpunkt im Krank-heitsverlauf in Primärprävention (vor Krankheitsbeginn, z.B. Impfen), Sekun-därprävention (im Frühstadium einer Erkrankung, z.B. Früherkennungsmaßnah-men) und Tertiärprävention (bei einer manifesten Erkrankung, z.B. Patienten-schulungen). Prävention zielt darauf ab, Krankheitslasten zu reduzieren und um-fasst Maßnahmen, um Krankheiten zu vermeiden, zu verzögern oder weniger wahrscheinlich zu machen. Zielgruppen können die Gesamtbevölkerung, gefähr-dete Gruppen oder Personen mit Krankheitsvorstufen sein. Prävention kon-zentriert sich sowohl auf individuelles Verhalten als auch auf die Verbesserung der gesundheitsrelevanten Lebensbedingungen, wie zum Beispiel Arbeitsbedin-gungen oder Nichtraucherschutzgesetze. Im Gegensatz dazu zielt der Ansatz der Gesundheitsförderung darauf ab, Ressourcen und Schutzfaktoren zu fördern. Das Robert Koch-Institut sammelt Daten zur Prävention durch bevölkerungsweite repräsentative Studien und untersucht Einflussfaktoren auf die Inanspruchnahme von Präventionsmaßnahmen, wie z.B. soziodemografische Faktoren, Gesund-heitseinstellungen und Gesundheitsverhalten. *(Robert Koch-Institut, 2023)*

2.1 primäre Prävention

Die primäre Prävention bezieht sich auf Maßnahmen, die darauf abzielen, das Auftreten einer Krankheit oder eines Gesundheitsproblems zu verhindern, bevor es überhaupt eintritt. Sie konzentriert sich auf die Verhinderung von Risikofaktoren und die Förderung von gesunden Lebensstilen und Umweltbedingungen. Ziel ist es, eine möglichst breite Bevölkerungsgruppe zu erreichen, um das Auftreten von Krankheiten aufgrund von Verhaltensweisen und Umweltbedingungen zu verhindern oder zu reduzieren. Ein Beispiel für primäre Prävention kann eine Kampagne sein, die das Bewusstsein für eine gesunde Ernährung und regelmäßige körperliche Aktivität erhöht, um Übergewicht und Herz-Kreislauf-Erkrankungen zu verhindern. Ein weiteres Beispiel kann ein Impfprogramm sein, das darauf abzielt, Kinder gegen Kinderkrankheiten wie Masern, Mumps und Röteln zu impfen, um eine Übertragung der Krankheiten auf andere Kinder zu verhindern. Primäre Prävention ist ein wichtiger Teil der Gesundheitsversorgung, da sie dazu beiträgt, das Auftreten von Krankheiten und Gesundheitsproblemen zu verhindern und dadurch die Gesundheit der Bevölkerung zu verbessern. *(Franzkowiak, 2022)*

2.2 sekundäre Prävention

Die sekundäre Prävention bezieht sich auf Maßnahmen, die darauf abzielen, eine bestehende Krankheit oder eine bereits diagnostizierte Störung zu verhindern oder ihre Verschlimmerung zu verlangsamen. Ziel der sekundären Prävention ist es, das Risiko weiterer Komplikationen und den Verlauf der Erkrankung zu beeinflussen, indem man frühzeitig erkannte Krankheiten behandelt und überwacht.

Dies kann durch regelmäßige medizinische Untersuchungen, Therapien, Lifestyle-Veränderungen und/oder Medikamente erreicht werden. Ein Beispiel für sekundäre Prävention kann eine frühzeitige Behandlung von hohem Blutdruck sein, um Herz-Kreislauf-Erkrankungen zu verhindern, oder die Überwachung von Diabetes, um Komplikationen wie Nierenversagen oder Augenschäden zu vermeiden. Es ist wichtig zu beachten, dass sekundäre Prävention Teil eines umfassenden Ansatzes für die Gesundheitsfürsorge ist und eng mit primärer Prävention (Maßnahmen zur Vorbeugung von Krankheiten) und tertiärer Prävention (Maßnahmen zur Behandlung von Komplikationen und zur Verbesserung der Lebensqualität bei bestehenden Erkrankungen) zusammenhängt. *(Franzkowiak, 2022)*

2.3 tertiäre Prävention

Die tertiäre Prävention ist ein Ansatz zur Behandlung von bereits bestehenden und fortgeschrittenen Gesundheitsstörungen. Ihr Ziel ist es, Komplikationen und die Folgen einer bestehenden Erkrankung zu minimieren und die Lebensqualität der betroffenen Person zu verbessern. Tertiäre Prävention umfasst Maßnahmen wie medizinische und pflegerische Versorgung, Rehabilitation, Pflege und Unterstützung für chronisch Kranke, um deren Gesundheit und Funktionsfähigkeit zu verbessern und zu erhalten. Ein Beispiel für tertiäre Prävention kann die Behandlung von Komplikationen bei Diabetes sein, wie die Verwendung von Insulin und Blutzuckerkontrollen, um den Blutzuckerspiegel zu regulieren und das Risiko von Komplikationen wie Nierenversagen, Augenschäden und Herz-Kreislauf-Erkrankungen zu reduzieren. Ein weiteres Beispiel kann die Behandlung eines Schlaganfalls sein, einschließlich Rehabilitation, um die körperlichen und kognitiven Funktionen wiederherzustellen und das Risiko weiterer Schlaganfälle zu verringern. Es ist wichtig zu beachten, dass die tertiäre Prävention Teil eines umfassenden Ansatzes für die Gesundheitsfürsorge ist und eng mit primärer Prävention (Maßnahmen zur Vorbeugung von Krankheiten) und sekundärer Prävention (Maßnahmen zur Verhinderung oder Verlangsamung der Verschlimmerung von Krankheiten) zusammenhängt. Diese drei Ansätze arbeiten zusammen, um eine umfassende und effektive Gesundheitsversorgung zu gewährleisten. *(Franzkowiak, 2022)*

3. Beispiele für schulische Präventionsprogramme

3.1 Life Skills Training (LST)

3.1.1 Beschreibung des Life Skills Trainings

Life Skills Training (LST) ist ein universelles, schulbasiertes Präventionsprogramm zur Verhinderung von Drogenmissbrauch bei Jugendlichen, das in den letzten 25 Jahren sorgfältig und umfassend in einer Reihe von Studien getestet wurde, von kleinen Pilotstudien bis hin zu groß angelegten randomisierten Kontrollstudien. Die LST-Methode wurde ursprünglich entwickelt und getestet, um ihre potenzielle Auswirkung auf den Zigarettenkonsum bei Jugendlichen zu ermitteln. LST sollte die wahrgenommenen Tabaknutzungsnormen verändern, soziale Einflüsse zum Rauchen verringern und persönliche und soziale Kompetenz erhöhen. Mit der Zeit wurde die Intervention erweitert und Studien haben ihr Potenzial zur Verhinderung anderer Formen von Substanzgebrauch mit verschiedenen Arten von Programmanbietern, unter verschiedenen Interventionen und bei verschiedenen Bevölkerungsgruppen getestet. *(Botvin & Griffin, 2004, S. 66-*

67) Das LST-Programm besteht aus drei Hauptkomponenten: Persönliche Fähigkeiten, Soziale Fähigkeiten und Informationen und Fähigkeiten zum Umgang mit Drogen. Die Komponente der persönlichen Fähigkeiten soll eine breite Palette an Selbstmanagementfähigkeiten beeinflussen. Hierbei werden Entscheidungs- und Problemlösungsfähigkeiten vermittelt, sowie Fähigkeiten zur Identifizierung, Analyse und Widerstand gegen Medienbeeinflussungen. Die Schüler lernen auch, wie sie mit Angst und Ärger/Frustration umgehen können, indem sie ihre Impulskontrolle verbessern und positive Selbstgespräche führen. Ziel ist es, durch das Vermitteln dieser Prinzipien der Veränderung und Verbesserung des Verhaltens, das Selbstbewusstsein zu stärken. Die Komponente der sozialen Fähigkeiten soll die Interaktionsfähigkeiten verbessern, um die soziale Kompetenz insgesamt zu steigern. Hierbei geht es um Fähigkeiten wie das Überwinden von Schüchternheit, das Geben und Empfangen von Komplimenten, das Initiieren von sozialen Interaktionen und Fähigkeiten im Umgang mit Dating-Beziehungen und Assertivität. Die Komponente zum Umgang mit Drogen beinhaltet Informationen und Einstellungen zum Drogenkonsum, Normen und Fähigkeiten, um dem Einfluss von Freunden und Medien zu widerstehen. Hier werden die Kurzzeit-Auswirkungen von Drogen thematisiert, Wissen über tatsächliche Drogenkonsum-Levels vermittelt, um falsche Normen zu korrigieren, und Informationen über die abnehmende gesellschaftliche Akzeptanz von Zigarettenkonsum und anderem Drogenkonsum vermittelt. Es werden auch Übungen zur Widerstandskraft gegen den Druck durch Freunde und Medien angeboten. *(Botvin & Griffin, 2004, S. 216-217)* Das Botvin Life Skills Training (LST) Programm wurde auf der Grundlage von verschiedenen Theorien und Methoden der Gesundheitspsychologie entwickelt. Es basiert auf den Prinzipien der Verhaltensänderung, die auf die Entwicklung von sozialen Fähigkeiten, emotionaler Intelligenz und

Entscheidungsfindungskompetenzen abzielen. Das Programm wurde speziell für Jugendliche im Alter von 11 bis 18 Jahren entwickelt und umfasst verschiedene Module, die auf verschiedene Aspekte des Lebens von Jugendlichen abzielen, einschließlich des Umgangs mit sozialen Herausforderungen und Stress, der Entscheidungsfindung, des Umgangs mit Alkohol und Drogen sowie der Förderung von positiven Beziehungen. Insgesamt hat das gesundheitspsychologische Wissen eine zentrale Rolle bei der Konzeption des LST-Programms gespielt, indem es als theoretische Grundlage für die Entwicklung des Programms und dessen Aktualisierung und Verbesserung diente.

3.1.2 Studie über die Wirksamkeit des LST

In den vergangenen 20 Jahren wurden eine Reihe von Bewertungsstudien durchgeführt, um die Wirksamkeit des Life Skills Training-Programms zu untersuchen. Die Studien reichten von kleinen Effektivitätsstudien bis hin zu groß angelegten randomisierten Studien. Diese Studien zeigten kontinuierlich, dass die LST-Methode positive Verhaltenseffekte auf den Konsum von Alkohol, Tabak und anderen Drogen hat. *(Botvin & Griffin, 2004, S. 218)* Eine vielzitierte Studie, in der die Effektivität des Life Skills Trainings untersucht wurde, ist die "Botvin LifeSkills Training: Empirical Findings and Future Directions" Studie von Botvin et al. (2006). In dieser Studie wurde die Wirksamkeit des Botvin LifeSkills Trainings (LST) Programms, das auf die Förderung von sozialen und emotionalen Kompetenzen abzielt, bei Schülern der siebten Klasse in den USA untersucht. Die Wirksamkeit wurde über einen Zeitraum von drei Jahren gemessen. Die Studie wurde mit einer randomisierten Kontrollgruppen-Design durchgeführt, bei dem 2.630 Schüler aus 56 Schulen in 14 Bundesstaaten der USA entweder dem LST-

Programm oder der Kontrollgruppe (ohne LST) zugewiesen wurden. Die Schüler wurden zu Beginn der siebten Klasse (Baseline) sowie am Ende der achten und neunten Klasse befragt, um Verhaltensweisen und Einstellungen in Bezug auf Drogenkonsum, Alkoholkonsum, Rauchen, Gewalt und Sexualverhalten zu bewerten. Die Ergebnisse zeigten, dass Schüler, die das LST-Programm absolviert hatten, im Vergleich zur Kontrollgruppe signifikant niedrigere Raten von Drogen- und Alkoholkonsum, Rauchen, Gewalt und Sexualverhalten aufwiesen. Darüber hinaus wurden die positiven Effekte des Programms über die drei Jahre aufrechterhalten. Die Studie verwendete also eine Kombination aus Fragebögen und Verhaltensbeobachtungen, um die Wirksamkeit des LST-Programms zu bewerten. Die Stichprobe bestand aus Schülern der siebten Klasse in den USA, die nach dem Zufallsprinzip dem LST-Programm oder der Kontrollgruppe zugewiesen wurden. Die Wirksamkeit des Programms wurde anhand von Kriterien wie Drogenkonsum, Alkoholkonsum, Rauchen, Gewalt und Sexualverhalten gemessen. Die Wirksamkeit wurde über einen Zeitraum von drei Jahren untersucht, um langfristige Auswirkungen zu beurteilen. *(Botvin, Griffin, Diaz & Ifill-Williams, 2006, S. 571-586)*

3.2 KlarSicht

3.2.1 Beschreibung der Kampagne „KlarSicht"

Die Bundeszentrale für gesundheitliche Aufklärung (BZgA) hat im Rahmen ihrer Jugendkampagnen „rauchfrei" und „Alkohol? Kenn dein Limit." den interaktiven KlarSicht-MitmachParcour zu Tabak und Alkohol als personalkommunikative Maßnahme entwickelt. Die Teilnehmer können sich mit ihren unterschiedlichen

Fähigkeiten und Interessen einbringen und bei Rollenspielen, Quiz und Diskussionen lernen, wie man die Risiken von Alkohol- und Zigarettenkonsum klarer sehen und verantwortungsbewusst handeln kann. Es wurden auch Info-Tafeln und Materialien der BZgA bereitgestellt, um zusätzliche Informationen zu liefern. Aufgrund der hohen Nachfrage wurde 2010 eine portable Kofferversion entwickelt: der „KlarSicht-Koffer". Der KlarSicht-Mitmachparcours zu Tabak und Alkohol wird seit 2022 nicht mehr angeboten und der KlarSicht-Koffer ist ebenfalls vergriffen und wird nicht mehr nachproduziert. Wer den Koffer weiterhin verwenden möchte, kann sich einen Koffer ausleihen und muss an einer Schulung zur Anwendung des Koffers teilnehmen. Der KlarSicht-Koffer will über die Wirkungen und Suchtpotenziale der legalen Suchtmittel Tabak und Alkohol informieren und eine kritische Haltung dazu fördern. Das interaktive Angebot will Jugendliche dabei unterstützen, die Risiken von Alkohol- und Zigarettenkonsum klarer zu sehen und verantwortungsbewusst zu handeln. Zielgruppen sind Jugendliche, primär Schülerinnen und Schüler ab der achten Schulklasse und junge Erwachsene. *(BZgA, n.d.)* Bei der Erstellung der Kampagne "KlarSicht" der Bundeszentrale für gesundheitliche Aufklärung (BZgA) wurde gesundheitspsychologisches Wissen einbezogen. Die Kampagne zielt darauf ab, den Konsum von Alkohol und anderen Drogen unter Jugendlichen zu reduzieren und sie für die damit verbundenen Risiken zu sensibilisieren. Die Kampagne umfasst verschiedene Maßnahmen wie zum Beispiel Informationsmaterialien, Plakate, TV-Spots und Online-Angebote. Das gesundheitspsychologische Wissen wurde bei der Erstellung der Kampagne genutzt, um die Bedürfnisse und die Wahrnehmung der Zielgruppe, also der Jugendlichen, zu verstehen und darauf abgestimmte Maßnahmen zu entwickeln. Es wurden sowohl theoretische Modelle als auch empirische Befunde aus der Gesundheitspsychologie herangezogen, um zielgerichtete und effektive

Strategien zur Verhaltensänderung zu entwickeln. Auch bei der Überprüfung der

Wirksamkeit der Kampagne wurde auf Methoden und Erkenntnisse der Gesund-

heitspsychologie zurückgegriffen, um die Auswirkungen der Kampagne auf das

Verhalten und die Einstellungen der Zielgruppe zu messen.

3.2.2 Studie über die Wirksamkeit der Kampagne „KlarSicht"

Im Jahr 2004 fand eine Studie zur Kampagne "KlarSicht" der Bundeszentrale für

gesundheitliche Aufklärung (BzgA) statt. Diese Studie wurde von der BzgA selbst

durchgeführt und hatte den Titel "KlarSicht - Wirkungsanalyse der Kampagne zur

Prävention von Alkohol- und Tabakkonsum bei Jugendlichen". Die Studie zur

Kampagne "KlarSicht" im Jahr 2004 hatte eine quantitative und qualitative Unter-

suchungsmethode. Die Stichprobe umfasste insgesamt 1.114 Jugendliche im Al-

ter von 12 bis 19 Jahren aus sechs deutschen Bundesländern. Die quantitative

Datenerhebung erfolgte durch eine schriftliche Befragung der Jugendlichen mit

einem standardisierten Fragebogen. Die Befragung wurde vor und nach der

Kampagne durchgeführt, um Veränderungen in Wissen und Einstellung der Ju-

gendlichen zu erfassen. Die qualitative Datenerhebung erfolgte durch Fokus-

gruppen-Interviews, in denen Gruppen von Jugendlichen über ihre Erfahrungen

mit der Kampagne diskutierten. Insgesamt wurden 18 Fokusgruppen-Interviews

durchgeführt. Die Auswertung der Daten erfolgte durch statistische Verfahren so-

wie durch eine qualitative Inhaltsanalyse der Fokusgruppen-Interviews. *(Loss,

Hurrle, Tomenendal, Nagel, 2004, S.12-17)* Die Ergebnisse der Studie zeigten,

dass die Kampagne "KlarSicht" ein positives Ergebnis auf das Wissen und die

Einstellung von Jugendlichen zum Thema Alkohol- und Tabakkonsum hatte. Die

Jugendlichen zeigten ein besseres Verständnis für die gesundheitlichen Risiken von Alkohol- und Tabakkonsum und waren motivierter, ihr Verhalten zu ändern. Allerdings gab es auch Unterschiede in der Wirkung der Kampagne auf verschiedene Zielgruppen. Insbesondere Jugendliche mit einem höheren Bildungsstand zeigten eine größere Bereitschaft, ihr Verhalten zu ändern und auf Alkohol- und Tabakkonsum zu verzichten. Zusammenfassend kann man sagen, dass die Stichprobe ausreichend groß und heterogen war und die verwendeten Methoden der Datenerhebung und -auswertung angemessen waren, um die Wirksamkeit der Kampagne zu untersuchen. *(Loss, Hurrle, Tomenendal & Nagel, 2004, S. 44-52)*

3.3 Klar bleiben

3.3.1 Beschreibung des Projektes „Klar bleiben"

Das Projekt "Klar bleiben" ist ein Wettbewerb, bei dem Schülerinnen und Schüler sich verpflichten, für 6 Wochen keinen riskanten Konsum von Alkohol oder anderen Drogen zu betreiben. Die Projektbegleitung kann von einer Lehrkraft oder einer Schulsozialarbeiterin/ einem Schulsozialarbeiter übernommen werden, wobei die Aufgabenverteilung frei gestaltet werden kann. Die Anmeldung erfolgt online, wobei sich die Klasse auf einen Zeitraum von 6 zusammenhängenden Wochen festlegt. Die Schülerinnen und Schüler geben jede Woche eine persönliche Rückmeldung, ob sie "klar geblieben" sind, wobei die Abfrage offen, anonym oder über einen Dokumentationsbogen erfolgen kann. Nach 6 Wochen erfolgen 6 Rückmeldungen an die Wettbewerbszentrale, die die Gewinnerklassen halbjährlich auslost und mit Preisen wie Geldpreisen oder 1.000 € für die Klassenkasse belohnt. Eine Ausrutscherwoche ist erlaubt, und bei Feier- oder Ferientagen können Abfragen verschoben werden. Der Wettbewerb ist freiwillig und kann mit eigenen Ideen zur Vorstellung des Projekts und dem Erklärvideo für Jugendliche beworben werden. Das Projekt "Klar bleiben" basiert auf einem gesundheitspsychologischen Konzept, das auf der Annahme beruht, dass ein bewusster Umgang mit Alkohol in der Jugendzeit dazu beitragen kann, das Risiko für langfristige gesundheitliche Schäden und soziale Probleme zu reduzieren.

Das Programm vermittelt den Schülerinnen und Schülern Wissen über die Wirkungen und Folgen von Alkoholkonsum, stärkt ihre Selbstwahrnehmung und Selbstreflexion und fördert ihre Entscheidungskompetenz sowie ihre Fähigkeiten zur Stressbewältigung und zum Umgang mit Gruppendruck. Zudem werden im Programm auch sozial-kognitive Modelle und Prinzipien der Verhaltensänderung, wie z.B. die Selbstwirksamkeitserwartung, die Einstellungs-Verhaltens-Verbindung und die normative Beeinflussung, berücksichtigt. Insgesamt lässt sich sagen, dass das Programm "Klar bleiben" auf einer fundierten gesundheitspsychologischen Theorie und Empirie basiert und darauf abzielt, die Schülerinnen und Schüler in ihrem gesundheitsbezogenen Verhalten zu stärken. *(Klar bleiben, n.d.)*

3.3.2 Studie über die Wirksamkeit des Projektes „Klar bleiben"

Die vorliegende Studie aus dem Jahr 2017 von Hanewinkel et al. untersuchte die Wirksamkeit des Projekts "Klar bleiben" zur Prävention von Alkoholkonsum bei Schülerinnen und Schülern in der 8. Jahrgangsstufe. Das Projekt basiert auf einem Training, das darauf abzielt, die Schülerinnen und Schüler im Umgang mit Alkohol zu sensibilisieren und sie dazu zu befähigen, risikoreiches Verhalten zu vermeiden. Die Stichprobe bestand aus insgesamt 4.137 Schülerinnen und Schülern in der 8. Jahrgangsstufe an 63 Schulen in Nordrhein-Westfalen. Die

Schülerinnen und Schüler wurden randomisiert entweder der Interventions- oder der Kontrollgruppe zugeordnet. Die Interventionsgruppe erhielt das "Klar bleiben"-Training, während die Kontrollgruppe keine Intervention erhielt. Vor Beginn der Intervention wurden die Schülerinnen und Schüler zu verschiedenen Aspekten ihres Konsumverhaltens, ihrer Persönlichkeit und ihrer sozialen Umgebung befragt. Die Ergebnisse zeigten, dass die Schülerinnen und Schüler in der Interventionsgruppe nach Abschluss des Trainings signifikant seltener zum Rauschtrinken neigten als die Schülerinnen und Schüler in der Kontrollgruppe. Insbesondere bei den Schülerinnen und Schülern, die bereits vor Beginn der Intervention Alkohol konsumiert hatten, konnte eine signifikante Reduktion des Rauschtrinkens beobachtet werden. In Bezug auf andere Aspekte des Alkoholkonsums sowie auf soziale Faktoren und alkoholbezogene Kognitionen zeigten sich jedoch keine signifikanten Interventionseffekte. Insgesamt zeigt die Studie, dass das Projekt "Klar bleiben" effektiv dazu beitragen kann, den Rauschtrinkkonsum von Schülerinnen und Schülern zu reduzieren. Es bleibt jedoch offen, inwieweit die beobachteten Effekte langfristig stabil bleiben und wie sich das Projekt in anderen Kontexten und bei anderen Zielgruppen bewährt. *(Hanewinkel, Tomczyk, Goecke & Isensee, 2017, S. 283-284)*

4. Vergleich der Programme

Die drei Programme Life Skills Training (LST), KlarSicht und Klar bleiben haben alle zum Ziel, den Gebrauch von Alkohol und anderen Drogen unter Jugendlichen zu reduzieren. Sie unterscheiden sich jedoch in ihrer theoretischen Fundierung, ihrer Wirksamkeit und Praktikabilität.

„Life Skills Training" (LST) basiert auf der Theorie des sozial-kognitiven Lernens und vermittelt Jugendlichen Fertigkeiten, um mit Risikosituationen umzugehen und um den Druck von Gleichaltrigen zu widerstehen. Das Programm kombiniert kognitive und verhaltensbasierte Ansätze und hat in randomisierten kontrollierten Studien eine nachhaltige Reduktion des Alkoholkonsums bei Jugendlichen gezeigt. *(Hallmann, 2020)*

„KlarSicht" ist ein Präventionsangebot, das auf interaktivem Stationenlernen, Erlebnisspielen und spontanen Mitmach-Aktionen basiert. Alle fünf Stationen werden durch geschulte Moderatoren geleitet und bieten die Möglichkeit, Teilnehmende auf kognitiver, emotionaler und verhaltensbezogener Ebene anzusprechen. Die Methodik des KlarSicht-Koffers erleichtert den Dialog über "heikle" Themen, bietet feedback-orientierte Kommunikation und entspricht dem Bedürfnis der Teilnehmenden, sich auf unterhaltsame Weise aktiv mit Themen zu beschäftigen. Der KlarSicht-Koffer vermittelt Jugendlichen interaktiv Informationen zu den Suchtstoffen Alkohol und Tabak und gibt ihnen Entscheidungsgrundlagen und -hilfen, um ihr Konsumverhalten gesundheitsförderlich zu gestalten. *(Bundeszentrale für gesundheitliche Aufklärung, 2018, S. 7)*

Der Wettbewerb **„Klar bleiben"** wurde vom Institut für Therapie- und Gesundheitsforschung (IFT-Nord) in Zusammenarbeit mit dem Verband der Privaten Krankenversicherung e.V. (PKV) entwickelt und als wirksam evaluiert. Im Rahmen des Wettbewerbs verpflichten sich Schulklassen, sechs Wochen lang auf Rauschtrinken zu verzichten, also auf den Konsum größerer Mengen Alkohol. Lehrkräfte können im Unterricht mit den "Klar bleiben"-Materialien arbeiten und die Risiken des Alkoholkonsums interaktiv und jugendgerecht behandeln. Der Wettbewerb ist ab dem 1. Januar 2022 für Schulklassen verfügbar, die Teilnahmebedingungen sind auf der Website verfügbar. Die Website bietet auch informative Filme, die interessierten Lehrkräften, Fachkräften und Schülerinnen und Schülern alles Wissenswerte rund um den Wettbewerb erklären. *(Der Beauftragte der der Bundesregierung für Sucht- und Drogenfragen, 2021)* In Bezug auf die Anzahl der Durchführungen ist LST das am weitesten verbreitete Programm und wird weltweit in vielen Ländern eingesetzt. KlarSicht ist ein bekanntes Programm in Deutschland und wird häufig in Schulen durchgeführt. Klar bleiben ist ein relativ neues Programm und es gibt derzeit keine genauen Informationen zur Anzahl der Durchführungen. In Bezug auf die Praktikabilität sind alle drei Programme in der Umsetzung unkompliziert und bieten Unterstützung und Materialien für Lehrkräfte und andere Fachkräfte. LST ist jedoch möglicherweise etwas komplexer in der Umsetzung als die beiden anderen Programme, da es mehrere Module und Aktivitäten enthält. KlarSicht und Klar bleiben sind relativ einfach zu implementieren und erfordern keine spezielle Ausbildung oder Vorbereitung.

5. Diskussion

Alle drei Programme, Life Skills Training, KlarSicht und Klar bleiben, haben ihre Wirksamkeit in der Prävention von Rauschtrinken und anderen riskanten Verhaltensweisen bei Jugendlichen in verschiedenen Studien gezeigt. Jedes Programm hat jedoch unterschiedliche Schwerpunkte, Zielgruppen und Praktikabilität, die bei der Entscheidung für den Einsatz berücksichtigt werden sollten.

Life Skills Training ist ein umfassendes Programm, das auf der Theorie der Sozialkognitiven Lerntheorie basiert und die Entwicklung von sozialen und emotionalen Kompetenzen bei Jugendlichen zum Ziel hat. Es ist für Jugendliche im Alter von 11 bis 14 Jahren konzipiert und wurde in vielen Ländern erfolgreich eingesetzt. Das Programm ist jedoch umfangreich und erfordert geschulte Lehrer oder Therapeuten für die Umsetzung, was möglicherweise nicht in allen Schulen möglich ist. *(Hallmann, 2020)*

KlarSicht ist ein Programm, das speziell für die Prävention von Alkohol- und Drogenkonsum bei Jugendlichen im Alter von 12 bis 16 Jahren entwickelt wurde. Es basiert auf der Theorie des sozialen Einflusses und zielt darauf ab, positive Einstellungen und Verhaltensweisen zu fördern, um den Einfluss von Peer-Druck zu reduzieren. Das Programm ist einfach zu implementieren und erfordert kein spezielles Schulungsniveau für die Lehrer, was es zu einer praktikablen Option für Schulen macht. Allerdings wurde es bisher nur in Deutschland eingesetzt, so dass die Wirksamkeit in anderen Ländern noch nicht ausreichend belegt ist. *(Bundeszentrale für gesundheitliche Aufklärung, 2018, S. 7)*

Klar bleiben ist ein Programm, das speziell für die Prävention von Rauschtrinken bei Jugendlichen im Alter von 13 bis 15 Jahren entwickelt wurde. Es basiert auf der Theorie der Gesundheitspsychologie und zielt darauf ab, Selbstregulation, Risikokompetenz und soziale Kompetenzen bei Jugendlichen zu fördern. Das Programm ist einfach zu implementieren und erfordert kein spezielles Schulungsniveau für Lehrer. Es wurde in Deutschland durchgeführt und seine Wirksamkeit wurde in einer cluster-randomisierten Studie nachgewiesen. Insgesamt sind alle drei Programme vielversprechende Optionen für Schulen, um Rauschtrinken und andere riskante Verhaltensweisen bei Jugendlichen zu verhindern. *(Der Beauftragte der der Bundesregierung für Sucht- und Drogenfragen, 2021)*

Die Entscheidung für die Verwendung eines bestimmten Programms sollte jedoch auf den spezifischen Bedürfnissen und Ressourcen der Schule basieren, einschließlich der Verfügbarkeit von geschulten Lehrern, dem Alter und der Zielgruppe der Schüler und den verfügbaren Finanzmitteln.

6. Fazit

Zusammenfassend lässt sich sagen, dass schulische Präventionsprogramme für schädlichen Substanzgebrauch bei Jugendlichen eine vielversprechende Möglichkeit darstellen, um langfristig negative Auswirkungen auf die körperliche und psychische Gesundheit sowie das soziale Leben der Jugendlichen zu vermeiden. Studien zeigen, dass Programme wie Life Skills Training, KlarSicht und Klar bleiben eine positive Wirkung auf den Substanzgebrauch von Jugendlichen haben können, insbesondere wenn sie langfristig und systematisch umgesetzt werden.

Jedoch sollte beachtet werden, dass die Wirksamkeit der Programme von verschiedenen Faktoren abhängig ist, wie beispielsweise der Qualität der Umsetzung, der Zielgruppe und den lokalen Gegebenheiten. Deshalb sollten Schulen und Präventionsfachkräfte bei der Auswahl eines Programms darauf achten, dass es auf die Bedürfnisse der Zielgruppe abgestimmt ist und dass eine umfassende Schulung und Unterstützung für die Lehrkräfte und Fachkräfte erfolgt. In Zukunft wird es wichtig sein, dass schulische Präventionsprogramme weiterentwickelt und verbessert werden, um den sich ändernden Bedürfnissen und Herausforderungen der Jugendlichen gerecht zu werden. Insbesondere die zunehmende Digitalisierung und die Veränderungen im Freizeitverhalten der Jugendlichen erfordern eine Anpassung der Präventionsprogramme. Auch eine verstärkte Zusammenarbeit zwischen Schulen, Fachkräften und Eltern könnte dazu beitragen, die Wirksamkeit von Präventionsmaßnahmen zu erhöhen.

7. Literaturverzeichnis

Botvin, G. J., Griffin, K. W., Diaz, T., & Ifill-Williams, M. (2006). *Botvin Life-Skills Training: Empirical Findings and Future Directions.* The Journal of Primary Prevention, 27(6), 571-586. doi: 10.1007/s10935-006-0073-0.

Botvin, G.J., Griffin, K.W. (2004). Life Skills Training: Empirical Findings and Future Directions. *The Journal of Primary Prevention* **25**, 211–232. https://doi.org/10.1023/B:JOPP.0000042391.58573.5b.

Botvin, G.J., Griffin, K.W. (2005). Prevention science, drug abuse prevention, and Life Skills Training: Comments on the state of the science. *J Exp Criminol* **1**, 63–78. https://doi.org/10.1007/s11292-004-6462-y.

Bundesgesundheitsministerium (n.d.). *Prävention.* Abgerufen von https://www.bundesgesundheitsministerium.de/service/begriffe-von-a-z/p/praevention.html#:~:text=Die%20sekund%C3%A4re%20Pr%C3%A4vention%20ist%20auf,Pr%C3%A4vention%20ist%20nicht%20immer%20m%C3%B6glich.

Bundeszentrale für gesundheitliche Aufklärung (2018). *Handbuch zum KlarSicht-Koffer zur Tabak- und Alkoholprävention.* Abberufen von https://www.bzga.de/fileadmin/user_upload/Programme/klarsicht/media/pdf/Klarsicht-Koffer_Handbuch.pdf.

Bundeszentrale für gesundheitliche Aufklärung (n.d.). *KlarSicht - Suchtprävention.* https://www.bzga.de/was-wir-tun/suchtpraevention/klarsicht/.

Bundeszentrale für gesundheitliche Aufklärung (n.d.). Leitbegriffe: Prävention und Krankheitsprävention. Abgerufen von https://leitbegriffe.bzga.de/alphabetisches-verzeichnis/praevention-und-krankheitspraevention/.

Der Beauftragte der der Bundesregierung für Sucht- und Drogenfragen (2021). *Gemeinsame Pressemitteilung zum BZgA-Klassenwettbewerb „Klar* *bleiben - Feiern ohne Alkoholrausch"*. Abgerufen von https://www.bundesdrogenbeauftragter.de/presse/detail/gemeinsame-pressemitteilung-zum-bzga-klassenwettbewerb-klar-bleiben-feiern-ohne-alkoholrausch/

Franzkowiak, P. (2022). *Prävention und Krankheitsprävention*. Bundeszentrale für gesundheitliche Aufklärung. 10.17623/BZGA:Q4-i091-3.0

Hallmann, J. (2020). *Lebenskompetenzen und Kompetenzförderung*. Bundeszentrale für gesundheitliche Aufklärung. doi:10.17623/BZGA:224-i070-2.0

Hanewinkel, R., Tomczyk, S., Goecke, M., & Isensee, B. (2017). *Prävention des Rauschtrinkens im Jugendalter: Ergebnisse einer schulbasierten clusterrandomisierten Studie.* Deutsches Ärzteblatt International, 114(16), 280-287. https://doi.org/10.3238/arztebl.2017.0280

Klar bleiben (n.d.). Schule. *Klar bleiben*. https://www.klar-bleiben.de/schule

Loss, J., Hurrle, C., Tomenendal, G., & Nagel, E. (2004). *Evaluation des „KlarSicht"-Mitmach-Parcours der Bundeszentrale für gesundheitliche Aufklärung.* Abschlussbericht. Institut für Medizinmanagement und Gesundheitswissenschaften.

Robert Koch-Institut (2023). Prävention. *Gesundheitsmonitoring*. Abgerufen von https://www.rki.de/DE/Content/Gesundheitsmonitoring/Themen/Praevention/Praevention_node.html

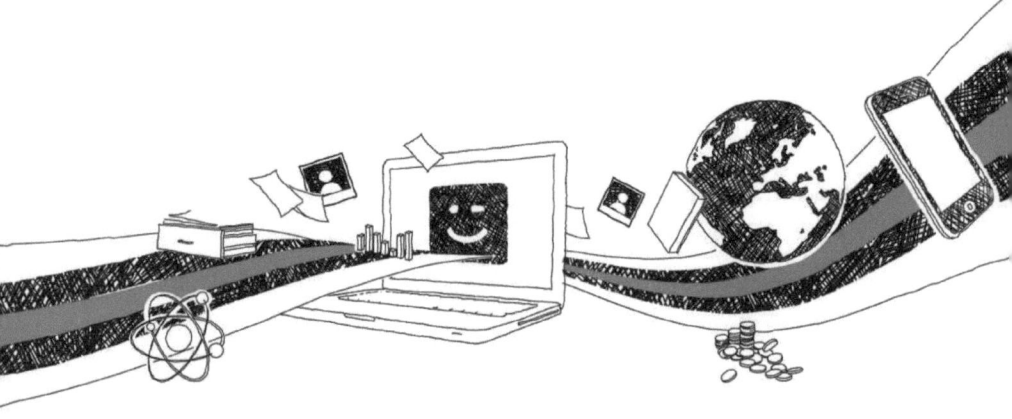
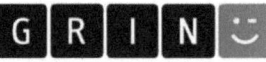